Dardonville.

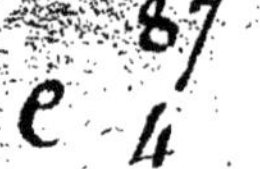

NOTICE

SUR

LA MALADIE

DE Mme V^e D***;

PAR M. DARDONVILLE,

Docteur en Médecine, etc.

Tenuis et seviori normæ adstrictus victus et in longis morbis semper et in acutis, ubi non convenit, periculosus. Et rursùs ad extremum tenuitatis progressus victus, difficilis. Nam et repletiones, ad extremum progressæ difficiles sunt.

HIPP. *Aphor.* 4, *sect. I.*

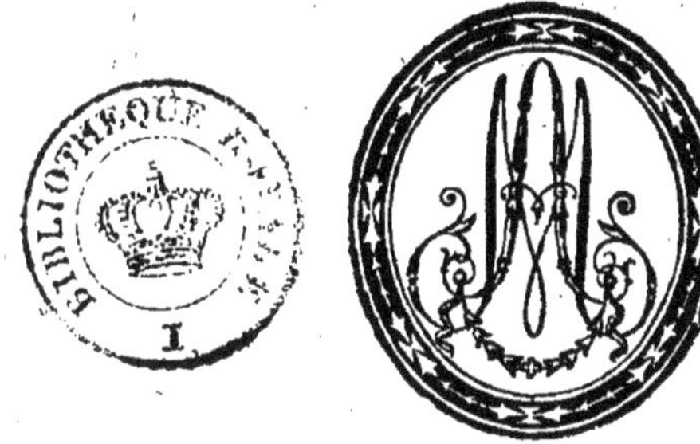

A PARIS,

Chez MÉQUIGNON-MARVIS, Libraire pour la partie de Médecine, rue de l'École de Médecine, n°s 9 et 3.

1817.

NOTICE

SUR LA MALADIE DE Mme Ve D.;

PAR M. DARDONVILLE, Médecin.

—

Les systèmes ont été, dans tous les temps, plus funestes aux sciences d'observations, qu'ils n'ont contribué à leurs progrès. Ces chimères brillantes de l'imagination, et de la vanité, assemblage confus de principes vrais et faux, ont presque toujours été une source d'erreurs pour les hommes ordinaires et l'écueil de l'inexpérience. Séduite par quelques grandes vérites qui la disposent à la confiance, la multitude se laisse facilement abuser, par des rapports pour la plupart tronqués et mensongers.

En général un système nouveau lui plaît et la trouve prête à l'accueillir. Il a d'autant plus d'attraits pour elle, qu'il semble tout simplifier : c'est une méthode abrégée, à l'aide de laquelle on peut tout reconnaître, et remédier à tout ; qui dispense du soin de réfléchir, de raisonner et de recourir aux leçons de l'expérience, dont les fruits sont si tardifs.

Il est bien plus commode, il est vrai, aux

partisans de l'humoriste, de purger dans tous les cas ; aux zélés brownistes, d'incendier presque tous leurs malades par des toniques ; aux visionnaires inflammatoires, de les épuiser par la saignée, l'eau pure, que d'interroger tous les organes souffrans les uns après les autres, d'analyser jusqu'aux moindres phénomènes, de baser, sur un examen réfléchi, le mode de traitement à suivre. Cette marche vulgaire est dédaignée par le médecin systématique ; son imagination vagabonde ne peut s'astreindre à la suivre ; elle aime à s'élancer dans des espaces nouveaux. Il est entraîné par le besoin de créer, d'innover, de dominer.

L'expérience, cette mère de lumière et de prudence, est perdue pour lui. Souvent même, déjouant ses calculs, proclamant ses erreurs, donnant un démenti formel à ses ambitieuses conceptions, elle l'offense, l'irrite et ne le convainc pas. Rarement il étudie la nature. Il n'en saisit les phénomèmes qu'autant qu'elle marche conformément à ses vues. Si elle s'en écarte, ce n'est pas l'homme qui se trompe, mais la nature qui s'égare. Trop prévenu en faveur de son système, rien ne peut le ramener à des idées plus exactes. Le malade périra plutôt que son abusive méthode.

Plein de confiance dans son mérite, le médecin systématique ne doute de rien. A peine a-t-il paru dans le monde médical, qu'il croit voir ses illusions devenir le patrimoine de la science. Il s'imagine qu'on lui en dispute la propriété. « Quelques-unes de mes idées, dit-il, sont désormais répandues dans un cercle assez étendu pour que déjà plusieurs médecins les regardent comme leur propriété, viennent quelquefois me les soumettre à moi-même (1). » Il s'associe modestement au génie d'un grand homme qui n'est plus. Il se fait son héritier. Il console la science. Il lui dit : Ne pleurez plus : me voici.

La critique et l'injure seront s'il le faut ses armes favorites. Si vous lui reprochez d'employer de pareils moyens, il vous répondra que l'amour de l'humanité lui impose ce pénible devoir (2). Pour se rendre plus intéressant, il révérera des persécutions. « Puis-je ignorer, vous dira-t-il, que les hommes qui ont voulu éclairer leurs concitoyens ont été cruellement persécutés (3); » et, comme les

(1) Préface de l'Examen de la doctrine médicale.
(2) *Idem.* (2) *Idem.*

éloges qu'il se donne à lui-même ne lui laissent plus rien à dire de flatteur pour les autres, il n'applaudira jamais au mérite. Loin de là, il jettera du doute sur les réputations contemporaines les mieux établies. Il ne verra dans un ouvrage, d'ailleurs estimable, que les parties foibles pour les relever avec un orgueil outrageant ; ou s'il peut se résoudre à la louange, ce sera du moins envers des individus dont il n'a point à craindre la rivalité. Maintenant veut-on le suivre dans sa pratique ? En voici un exemple.

Madame veuve D. (1), âgée de trente-six ans, d'une constitution faible, d'un tempérament nerveux et lymphatique, avait joui d'une assez bonne santé jusqu'à l'âge de vingt-deux à vingt-quatre ans : seulement elle avait eu quelques légers engorgemens lymphatiques au cou, dont il reste quelques traces. A vingt-six, elle se maria : jusque-là, aucun chagrin ne l'avait sensiblement affectée. Peu d'années après son mariage, elle eut le malheur de voir son mari périr d'un squirre au pylore : elle le pleura pendant trois ans, et

(1) L'histoire de cette maladie ayant été dénaturée dans des leçons publiques, j'ai cru devoir la publier, avec d'autant plus de raison qu'elle pourra éclairer les élèves sur les dangers des systèmes.

eut une fièvre nerveuse, dont M. Jadelot
la guérit, à l'aide d'antispasmodiques. A
peine relevée de cette fièvre, elle fut atteinte
de douleurs de matrice, qui l'inquiétèrent
d'autant plus qu'elle en ignora long-temps
la cause, cause qui tenait au développement
d'un polype, que le docteur Evrat enleva avec
autant d'habileté que de succès ; car la malade
n'a ressenti, depuis, que quelques douleurs
vagues qu'une imagination inquiète a pu
exagérer. Elle eut alors recours à M. Dubois,
dont les sages conseils calmèrent, pour un
temps, ses inquiétudes. Bientôt après, elle
consulta quelques charlatans, dont elle se
contenta de payer les avis sans les suivre.
Toutes ces agitations avaient irrité le système nerveux, et finirent par déterminer une
nouvelle fièvre, dont M. Jadelot la délivra
aussi heureusement que de la première, et
par les mêmes moyens. Soupçonnant un lé-
ger engorgement lymphatique ou autre, il
lui fit prendre des pilules de ciguë, mais elle
ne put en supporter l'usage.

Quelques temps après, assiégée de nouveaux spasmes, de malaises à la région épigastrique, incommodée de vents et de besoins
fréquens, elle consulta un nouveau médecin,

qui lui conseilla les toniques, les antispasmodiques, dont elle s'était si bien trouvée
dans ses fièvres. Du sirop de quinquina, pris
à contre temps, loin de calmer les accidens nerveux, ne fit que les aggraver et accroître la constipation qui existait déjà. Dans cet état de souf-
france, elle invoqua les soins de M. B***. Celui-ci
n'hésita point à rapporter la cause du mal à une
inflammation chronique de l'estomac ; il dimi-
nua en conséquence la quantité des alimens,
ne permit que quelques petites soupes, un peu
de poulet, de l'eau froide et de l'eau gommeuse
acidulée avec le sirop de limon. Ce régime,
suivi avec sévérité, pendant sept à huit jours,
ne modéra en rien les symptômes nerveux,
les spasmes de l'estomac ; il produisit l'effet contraire, surtout, après l'usage de l'eau
gommeuse acidulée.

Le docteur B*** revient et prononce qu'il
existe une inflammation aiguë, il proscrit
tout aliment, même l'eau de poulet, comme
trop stimulante, ordonne encore l'eau claire,
l'eau gommeuse pour toute boisson ; on ap-
plique des compresses d'eau froide sur l'é-
pigastre ; les symptômes s'aggravent : malgré cela, même régime. Il veut appliquer les
sangsues ; mais les règles surviennent. Il pro-

nostique, un soulagement de ce flux qui dure trois jours, sans amener le mieux espéré. Au contraire, les symptômes nerveux acquièrent plus d'intensité, et M. Laroque est appelé dans la nuit du 6 au 7 avril; il reconnaît une affection nerveuse et non inflammatoire. Le 7 au soir, le docteur B*** fait appliquer les sangsues : quatre heures après, l'état de la malade devient alarmant : spasmes universels, convulsions, chaleur plus intense de l'estomac, flatuosités, vents, anxiétés précordiales, palpitations, froid des extrémités. M. Laroque, de nouveau appelé au milieu de la nuit, ordonne une potion antispasmodique, qui ne fut pas prise. Le matin, tous les accidens se renouvellent : c'est alors que je suis appelé. Je me trouve avec M. Laroque et M. B*** : le premier conseille les antispasmodiques ; le second veut s'en tenir au premier régime qu'il a prescrit. Pour moi, je garde le silence : j'avais à peine vu la malade. Elle continua l'usage de l'eau froide et de l'eau gommeuse.

Je la vis quatre fois dans le jour ; je passai la nuit près d'elle, et je recueillis les renseignemens que j'ai rapportés précédemment. Voici ce que j'observai : Figure pâle, fatiguée ; lèvres blanches, un peu sèches ; l'œil non injecté ; la paupière inférieure cernée de bleu ; langue saburrale , plus colorée à son extrémité que dans les autres parties ; légère sensibilité de la région épigastrique, non comparable à celle qu'on remarque dans les gastrites chroniques ; chaleur vive de l'estomac dans les momens de besoins, chaleur du tronc, froid des extrémités inférieures , la paume des mains brûlante, expectoration gutturale et sans toux de matières muqueuses. Les urines variaient beaucoup , tantôt claires , blanches , assez abondantes ; tantôt foncées en couleur et rares, surtout après les transpirations abondantes. Le pouls était petit , fréquent, irrégulier , très-variable et sans roideur ; on l'étouffait aisément par une légère pression.

Les douleurs de l'estomac étaient accompagnées d'un resserrement spasmodique, qui s'étendait à la poitrine et occasionnait de l'oppression ; les palpitations étaient fréquentes, suivies de battemens très-sensibles du tronc cœliaque : la nuit très-agitée, le sommeil interrompu. Pendant vingt-quatre heures, le régime prescrit fut exactement suivi ; je n'y changeai rien. D'après ces observa-

tions , je reconnus dans la malade une constitution éminemment nerveuse , irritée par
des affections vives de l'âme, dont l'effet avait
agi sur les organes de la digestion. Je ne pus
attribuer qu'à une affection purement nerveuse, et non inflammatoire, les accidens que
la malade avait éprouvés, depuis la première
visite du docteur B*** jusqu'au 9 avril. En effet, plus il avait employé les débilitans, plus
les accidens s'étaient multipliés. La première
fois qu'il fut appelé , la malade se plaignait
seulement de malaise , de chaleur par inter-
valles, et de resserrement spasmodique : dans
cet état de choses, que fait-il ? Il diminue
les alimens , ordonne les boissons aqueu-
ses, légèrement acidulées , l'eau gommeuse,
et l'affection s'aggrave. Après huit jours
d'un pareil régime , il supprime tout-à-fait
les alimens, met la malade à l'eau pure
et à l'eau gommeuse , les accidens redou-
blent ; néanmoins, il fait appliquer les sangsues ; les symptômes deviennent alors si alar-
mans, qu'on appelle de nouveaux médecins.

Et cependant plus j'analysais tous les phénomènes et l'action des agens thérapeutiques,
moins je voyais d'inflammation, et plus je re-
connaissais une affection nerveuse, un esto-

mac très - irritable et très-irrité, voisin de l'inflammation par les tourmens de la faim ; car on sait que ce besoin, lorsqu'il est extrême, peut, sans autre cause, déterminer des gastrites. Il est quelquefois si impérieux chez les personnes nerveuses et irritables, que j'en ai vu plusieurs éprouver des spasmes, qui allaient presque jusqu'à la syncope, lorsqu'elles ne pouvaient le satisfaire. Or, je pensais que c'était à la faim et à l'état d'irritation nerveuse que l'on devait attribuer tous les accidens ci-dessus, et non à une inflammation de l'estomac, comme le prétendait le docteur B*** Si elle eût existé, surtout avec autant d'intensité qu'il le pensait, la malade, si irritable, aurait eu des vomissemens ; les urines auraient été constamment colorées, rares ; la chaleur eût été plus continue ; le pouls, non-seulement petit et fréquent, eût encore été dur et difficile à déprimer ; les palpitations, les battemens du tronc cœliaque, qui augmentaient la sensibilité de l'estomac, ainsi que tous les troubles survenus depuis le régime débilitant, étaient également le résultat de la faim. La langue, légèrement colorée à son extrémité, indiquait aussi combien le principal organe de la digestion souffrait d'une abstinence si sévère.

Je soumis au docteur B*** mon opinion
sur le caractère de la maladie, et je le pres-
sai de changer un régime aussi débilitant, de
donner à la malade quelques alimens. Mon
opinion lui parut étrange : il trouva inconce-
vable que je ne reconnusse pas d'inflammation, et rejeta, bien loin, la proposi-
tion que je lui fis de remplacer l'eau froide et
l'eau gommée par l'eau de poulet, l'eau de
salep (un gros par pinte) et l'eau de gruau.
Je cherchai à le convaincre, en lui rappe-
lant les résultats peu satisfaisans qu'il avait
obtenus du régime aqueux ; je lui fis observer
que l'inflammation ne pourrait être aggravée
par des boissons si légèrement nutritives,
et qui contenaient des principes mucilagineux adoucissans et anti-inflammatoires. Enfin, il céda à mes observations, ou plutôt à
mes importunités.

Mais, pour combattre l'effet de ces boissons, qu'il trouvait trop irritantes, et pour
prévenir l'irritation sanguine, il prescrivit
un lavement de trois grains d'extr. gom.
d'opium.

La malade prend donc le bouillon de poulet et l'eau de salep, et le prend avec avidité :
à peine en prenait-elle, depuis trois heures,

qu'elle éprouve un mieux sensible : les spasmes, les palpitations, les maux de cœur diminuent ; peu d'heures après, les urines deviennent moins blanches ; à l'état d'anxiété succède
un véritable bien-être, qui ramène la joie dans
tous les cœurs. MM. Laroque et B*** viennent le soir, et reconnaissent le mieux. Le
calme qu'elle éprouvait m'avait engagé à diffé-
rer l'administration du lavement opiatique, et
je conseillai de l'oublier ; cependant, on le fait
administrer le soir même : on en donne seulement les deux tiers. La malade s'endort peu
après, et ne se réveille pas de la nuit. Sur
les huit heures, j'entre dans son apparte-
ment, j'ai de la peine à l'éveiller ; elle me
répond sans ouvrir les yeux : elle se plaint de
pesanteur à la tête, trouve que son sommeil
n'avait pas été naturel. Les sueurs, qui jusqu'alors avaient été abondantes, étaient nulles, les urines entièrement supprimées ; sur
les neuf heures, elle en rend quelques gout-
tes très-foncées et avec douleur, elle boit
sans appétit l'eau de poulet, l'eau de salep,
qu'elle avait prises la veille avec tant de
plaisir.

MM. Laroque et B*** arrivés, nous nous
entretenons de tout ce qui s'est passé, de la

suppression des sueurs, des urines et du sommeil prolongé ; nous y reconnaissons, M. Laroque et moi, l'effet de l'opium. M. B***, toujours la phlegmasie en tête, persiste dans son diagnostic, et attribue tout à une exacerbation inflammatoire, déterminée par les boissons nutritives, et non à l'opium ; notre opinion lui paraît ridicule. S'il eût réellement existé une inflammation capable de supprimer toutes les sécrétions, la chaleur de l'estomac et la sensibilité seraient devenues plus vives ; les vomissemens se seraient déclarés ; les symptômes nerveux, qu'il regardait la veille comme les effets de la phlegmasie, auraient dû l'aggraver encore ; mais rien de tout cela n'avait lieu. La malade passa la journée du 10 et la nuit suivante dans un état de calme, malgré la prétendue exacerbation phlegmasique.

Elle continua l'usage de l'eau de poulet, de l'eau de salep, de l'eau pure, de l'eau de gruau. L'effet de l'opium rendit les besoins moins pressans ; aussi moins de spasmes et de troubles nerveux. Le 11, les sécrétions n'étaient point encore rétablies ; M. B***, en attribuant toujours la suppression à la phlegmasie, ordonne de nouveau les sangsues ;

elles sont appliquées, mêmes effets que la
première fois ; palpitations, froid des extrémités, flatuosités, chaleur de l'estomac,
pouls petit, fréquent, se déprimant facilement, inquiétudes vives qui augmentent encore le trouble nerveux. La nuit du 11 au
12 se passe dans cet état, il y eut peu de
sommeil ; le 12, au matin, nouveaux spasmes, mêmes accidens, mêmes inquiétudes.
Le docteur B*** et M. Laroque arrivés, nous
analysons tout ce qui s'est passé dans la nuit ;
j'insiste avec ce dernier sur la nécessité d'en
venir à des boissons plus substantielles, de
passer quelques cuillerées de bouillon, les
sécrétions étant rétablies, les spasmes repa-
raissant, le besoin se faisant sentir. Loin de
se rendre à nos instances, le docteur B***
prononce que, si l'on s'écarte de la sévérité
du régime prescrit, la malade est perdue ;
il le lui dit à elle-même ; elle s'effraie et se
soumet.

Même état tout le jour et toute la nuit.
Le lendemain nous nous déterminons à in-
voquer l'autorité de quelques-uns des premiers maîtres de l'art.

MM. Hallé, Dubois, Jadelot, sont ap-
pelés. Les deux derniers viennent et se trou-

vent avec M. B***, Laroque et moi. Après un exposé exact de l'état de la malade, on se rend auprès d'elle : ces messieurs l'examinent, l'interrogent, puis nous nous retirons pour discuter le traitement. M. *Dubois pense que la plus grande maladie est la faim et qu'il faut des alimens.* M. Jadelot est du même avis ; celui de M. Laroque et le mien sont connus. Nous revenons près de la malade, ces messieurs lui font part du résultat de la consultation, et lui conseillent de manger. Pendant le cours de la consultation, le docteur B*** ne s'élève point contre l'avis de ces messieurs ; le soir, seul auprès de la malade, il lui dit : « Je suis toujours du même avis, la diète seule peut vous guérir, ces messieurs n'ont pas, comme moi, approfondi les phlegmasies de l'estomac ; depuis dix ans je les démontre à une jeunesse nombreuse. » La malade, qui, un instant auparavant, se réjouissait de prendre des alimens, dont elle espérait un rétablissement prochain, cède à regret, et s'abandonne encore au régime de M. B*** ; elle n'ose même plus se permettre l'eau de poulet, ni l'eau de salep. M. Hallé vient le lendemain, ordonne le lait d'ânesse, le blanc-manger, et les boissons nutritives ci-dessus.

Notre étonnement fut grand, quand nous ap-
prîmes, M. Laroque et moi, le résultat de
la consultation que nous avions provoquée.
M. Laroque outré, se retire le sur-lende-
main. Retenu par cette pensée consolante,
que les premiers maîtres avaient approuvé
mon opinion, je restai pour combattre un
système désastreux, pour représenter à la
malade combien elle serait imprudente, si
elle se confiait à l'avis d'un seul. Je conseillai aux personnes qui l'environnaient de
lui présenter à chaque instant, au lieu d'eau
pure, l'eau de poulet, de gruau, de salep,
d'orge, la gelée de pommes, afin de retarder
l'épuisement, et de nous donner le temps de
vaincre cette frayeur des alimens, dans laquelle
le docteur B*** l'entretenait sans cesse.

Du 15 au 27 avril, nos sollicitations fu-
rent sans effet auprès d'elle ; elle suivit exactement le régime qu'elle avait observé jusque-
là, et toujours les accidens persistèrent ; seulement on remarqua que les boissons passaient
plus difficilement ; que les lèvres, que la peau,
se décoloraient de jour en jour ; que les extrémités inférieures étaient presque toujours froides ; que les traits de la figure s'altéraient ; que
la peau du front devenait graduellement ru-

gueuse, et se couvrait d'une crasse terreuse
et jaune. Une fièvre intermittente se faisait
sentir le soir ; les accès étaient très-mar-
qués, tous les deux jours, par un froid
plus vif des extrémités, par des frissons du
corps très-sensibles, suivis de chaleur et de
sueurs ; la nuit, agitation continuelle, palpi-
tation, insomnie complète ; les urines très-
rares, épaisses, leur excrétion douloureuse. Cette fièvre qui croissait à mesure que
le régime affaiblissait la malade, ne pouvait
être conçue du docteur B***; ses symptômes n'étaient à ses yeux que des irritations
passagères. Il est vrai que cette fièvre con-
trariait son système, nous ayant annoncé,
dans un de ses ouvrages, que les fièvres es-
sentielles rentreraient un jour dans la série
des inflammations locales, qu'elles devaient
avoir d'autant moins d'intensité que l'inflammation serait combattue par les anti-
phlogistiques. Ici le contraire avait lieu, plus
on employait les débilitans, plus la malade
s'affaiblissait, plus la fièvre augmentait : la
fièvre contredisant le système, il était plus
simple de nier son existence.

Cependant, les accès se manifestent si visi-
blement qu'il admet les frictions de quinquina.

La langue étant saburrale et jaune, il donne une once et demie de manne qui agite beaucoup, et détermine deux petites garde-robes.

Depuis le 8 avril, les évacuations alvines avaient été nulles, tous les jours la malade prenait un remède, qu'elle ne rendait presque jamais, ou rarement, et en très-petite quantité. Dans les premiers jours de mai, j'obtiens, à force d'instance, qu'elle prendra un peu de gelée ; je lui persuade que ce n'est qu'un mucilagineux, qui contribuera autant que les autres boissons à combattre l'inflammation imaginaire. Elle était persuadée, comme le docteur B***, qu'elle avait l'estomac enflammé, les tiraillemens douloureux que la faim occasionnait, ainsi que la chaleur, résultat de l'irritation de la faim, ne lui laissaient aucun doute à cet égard.

Enfin, c'est le 5 mai qu'elle se résout à prendre une cuillerée à café de gelée. Le 6, le 7, elle augmente la quantité ; le 8, elle se permet un peu de bouillon de bœuf, coupé avec celui de poulet. Le 9, on va jusqu'à mettre une petite croûte de pain dans le bouillon : tout passe, se digère bien ; les spasmes diminuent ; le pouls perd de sa fréquence, la langue devient moins saburrale. Le 10, elle augmente encore la gelée, les petites soupes de pain ou vermicelle. Le 11, elle en prend deux et un petit pot de gelée. Le 12, le 13, le 14, elle augmente graduellement ; chaque jour, l'amélioration devient plus sensible ; les spasmes disparaissent, et les accès de fièvre perdent de leur intensité et de leur durée. Le 15, elle prend un peu de poulet avec une croûte de pain. Tout ce qu'elle mange lui paraît si délicieux, qu'elle prolonge sès repas pour jouir plus long-temps du plaisir qu'elle éprouve. Le premier jour qu'elle commença de s'alimenter, elle ne pouvait se tenir de bout; le douzième, elle parcourait ses appartemens. On augmenta ainsi graduellement la quantité des alimens jusqu'au 20 mai.

Tous les accidens nerveux, la fièvre intermittente, les tiraillemens de l'estomac, la chaleur, la rareté des urines, l'expectoration gutturale, avaient disparu presque entièrement, après quinze jours d'un régime substantiel, après l'emploi des frictions de quinquina. La malade mangeait, dans les vingt-quatre heures, deux petites soupes, un pot de gelée, quatre onces de pain et une aile de poulet; elle buvait à chaque repas deux cuillerées de vin de Bordeaux, coupé avec les trois quarts d'eau. A l'aide d'un tel régime, elle avait recouvré une partie de ses forces, beaucoup plus promptement que l'on n'eût pu s'en flatter. Elle se réjouissait du mieux qui s'était opéré dans sa position, et concevait l'espoir d'aller bientôt à la campagne, dont le séjour promettait un entier rétablissement, lorsque le docteur B*** jette de nouveau l'alarme, déclare que l'inflammation se reproduit, et qu'il faut la remettre au premier régime : il croit en voir l'absolue nécessité dans quelques malaises déterminés particulièrement à l'approche des règles dans la diminution de l'appétit, qui n'avait pourtant rien que de naturel. La faim, produite par un mois d'inanition, se trouvait calmée, et l'estomac ne réclamait plus si impérieusement.

M. B*** accuse ma trop grande précipitation à substanter la malade, et dit que s'il eût été seul, il aurait prévenu une rechute ; mais qu'on avait surpris sa fermeté. Il dit, il répète, qu'il la faut traiter comme si on voulait la faire mourir de faim. La malade, épouvantée, se réduit encore à l'eau.

Le lendemain, tous les symptômes que la

diète avait produits précédemment, se renouvellent : pouls fréquent et faible , palpitations, spasmes, frissons passagers, urines
blanches, vents, flatuosités, chaleurs passagères de l'estomac, etc. Après dix jours de
cette nouvelle diète, l'amaigrissement général, la faiblesse, les symptômes nerveux, le
froid des extrémités, la fièvre intermittente
tierce, s'accroissent d'une manière inquié-
tante; les urines redeviennent rares et rou-
ges, leur éjection est douloureuse ; plus la
malade est soumise à l'inanition, plus ces
dernières sont foncées en couleur, et diminuent en quantité, et plus le sieur B*** reste
convaincu de l'existence d'une inflammation
chronique, marchant vers une dégénérescence
des membranes de l'estomac, que l'on ne
peut se flatter de prévenir que par l'eau, pas
même sucrée.

Le 4 ou le 5, le régime aqueux ne détrui-
sant pas la prétendue inflammation, les symptômes redevenant, au contraire, plus intenses,
il a recours à un moyen thérapeutique plus
actif, qui doit produire un effet merveilleux
sur l'inflammation : il lui ordonne une glace
à la fleur d'orange; elle n'en eut pas plutôt

pris la moitié, qu'elle fut saisie d'un froid général, de frissons et de convulsions. On ne parvint à les dissiper qu'à l'aide de frictions avec des flanelles chaudes. A ce spasme universel, succéda une chaleur vive de l'estomac, qui dura plus de vingt - quatre heures. Peu s'en fallut que le moyen par lequel il prétendait détruire une inflammation imaginaire, n'en déterminât une véritable. Pour la prévenir, j'ordonne l'application d'émolliens sur la région épigastrique, des boissons nutritives et adoucissantes, et des lavemens de graine de lin.

Après avoir combattu les effets de cette glace, je conseille, comme je l'avais déjà fait, les boissons les plus nutritives, et les lavemens de bouillons, jusqu'à ce que nous puissions décider la malade à se nourrir.

Le 10, voyant les accidens s'aggraver, mes avis non suivis, convaincu que le traitement anti-inflammatoire amenerait la perte prochaine de la malade, je signifiai que j'allais me retirer, si l'on ne consentait à suivre un autre régime; je ne pouvais être plus long-temps spectateur tranquille du dépérissement, de la destruction de cette intéressante malade, à qui l'affaiblissement des facultés physiques et morales ne laissent pas même la force de prendre une résolution.

On me prie instamment de continuer mes soins : je n'y consens qu'à une condition ; c'est que l'on convoquera une nouvelle consultation, et que l'on suivra rigoureusement le traitement qui sera arrêté.

MM. Landré-Beauvais, Jadelot, Husson, Boyer, sont choisis : les trois premiers viennent le 14 juin. M. Jadelot expose ce qu'il a observé dans les maladies antérieures ; M. B*** continue ; je parle ensuite ; nous passons chez la malade ; ces messieurs l'examinent avec le plus grand soin, et ne découvrent aucun signe d'inflammation. Rentrés pour délibérer, *les consultans se prononcent unanimement pour le régime nutritif.* Le docteur B*** lui - même, à mon grand étonnement, se rend à nos avis ; il me fait le reproche de convoquer une assemblée de médecins, lorsque la malade se portait assez bien pour prendre des alimens. Je gardai le silence : mon but était rempli ; nous étions tous d'accord sur le traitement à suivre.

De retour près de la malade, M. Landré-Beauvais lui fait part du régime dont on est convenu : on lui conseille le bouillon de bœuf et de poulet , la gelée de viande , le blanc-manger, le lait d'ânesse ; on ordonne , de plus , des demi-bains tous les deux jours, et la continuation des frictions de quinquina.

Dans la visite du lendemain, le docteur B*** lui dit : L'avis de ces messieurs est que vous preniez des alimens ; c'est aussi le mien ; je ne vous demande plus que quarante - huit heures de diète : je vais vous ordonner un calmant , que vous prendrez dans la journée. Le calmant ordonné se composait de quatre onces d'émulsion des quatre semences froides , édulcorées avec le sirop diacode et de capillaire. La malade , toujours soumise , prend cette émulsion calmante ; mais à peine en est-elle à la quatrième ou cinquième cuillerée , qu'elle éprouve des maux de cœur, de la pesanteur à l'estomac, les boissons passent avec plus de difficulté, le besoin ne s'en fait plus sentir, tout appétit s'éteint, une répugnance invincible repousse la potion. On m'appelle vers les quatre heures ; je distrais l'émulsion , dont je reconnais les effets, et j'engage la malade à s'en tenir à ses boissons ordinaires pour le reste de la nuit. J'ordonne un lavement de bouillon et des frictions de quinquina. Le malaise persiste toute la nuit, la malade ne peut dormir.

Le lendemain, l'état est à peu près le même, les boissons ont encore plus de peine à passer, elles occasionnent des maux de cœur, beaucoup de flatuosités, l'inappétence la plus prononcée. Il n'était plus possible de suivre le traitement arrêté; il fallait attendre que les effets de la potion narcotique fussent entièrement dissipés, et je fus même obligé de diminuer la quantité des boissons, pour prévenir les vomissemens. La malade prend deux lavemens, l'un de bouillon, l'autre de fraise de veau, qu'elle garde, et le soir elle se mit dans un demi-bain à 28 degrés.

La journée et la nuit suivante se passèrent dans le même état; les quarante-huit heures demandées sont écoulées, et la malade n'éprouve pas le mieux dont on l'avait flattée; elle tombe dans le découragement, et se regarde comme perdue, elle ne peut digérer qu'avec beaucoup de peine deux cuillerées d'eau de poulet. Le docteur B*** paraît lui-même fort déconcerté; il ne peut concevoir tous ces désordres; il en tire un pronostic alarmant; et ne sachant que répondre aux objections que la malade et les assistans lui faisaient, ni calmer leurs vives inquiétudes ; il s'en va et ne revient plus. Il avait promis de se trouver le lendemain en consultation avec M. Brewer. Attendu long-temps, il ne vient pas. Après vingt - quatre heures, une lettre apprend à la malade que le docteur B*** a été retenu, et *que, mécontent de ne point obtenir une entière confiance*, il désire qu'elle fixe son choix sur l'un des nombreux médecins qu'elle a consultés.

J'ordonne le 18 une cuillerée à café de gelée de poulet qui passe avec peine ; le soir second essai ; le travail de la digestion occasionne une chaleur vive à l'estomac. Le lendemain je fais augmenter d'une cuillerée, tout passe encore difficilement ; mais mieux que la veille. Alternativement elle boit deux à trois cuillerées d'eau de poulet, de gruau et de salep ; je remarque que ces boissons passent moins facilement que la gelée, j'en diminue la quantité. On continue les lavemens de bouillon, les demi-bains tous les deux jours et les frictions de quinquina. M. Boyer vient voir la malade, il ne trouve ni inflammation, ni tumeur inflammatoire, et approuve le traitement actuel. Quoique les alimens et les boissons passassent mieux, leur digestion occasionne toujours de la chaleur, des malaises, de la pesanteur; cependant on persévère, et l'estomac s'habitue graduellement aux alimens. Après six jours, une petite soupe passe assez heureusement. Le 28, après dix jours de régime nutritif, on essaie avec succès un peu de poulet, avec un doigt de pain et une cuillerée de vin de Bordeaux dans quatre cuillerées d'eau. Tous les jours la malade se fait porter dans une voiture, et se promène plusieurs heures au bois de Boulogne.

Enfin, le mieux devient de jour en jour plus sensible, les pertes se réparent, les forces renaissent, les digestions sont plus faciles, la langue est moins saburrale, la peau s'anime, la constipation perd de son opiniâtreté, les sécrétions des urines se rétablissent. Le 6 juillet, elle se rend à Passy, les accidens se dissipent successivement, et le flux menstruel que l'inanition avait interrompu pendant plus de trois mois, reparaît enfin. De ce moment madame D. a recouvré sa santé première.

De l'Imprim. de CELLOT, rue des Grands-Augustins, n° 9.

www.ingramcontent.com/pod-product-compliance
Ingram Content Group UK Ltd.
Pitfield, Milton Keynes, MK11 3LW, UK
UKHW021630130726
13696UKWH00005B/2116

9 782019 239602